AF310287

DES PERTES

ou

FLUEURS BLANCHES

INSUFFLATIONS VAGINALES ET INTRA-UTÉRINES

MÉTHODE NOUVELLE DE TRAITEMENT

Par le Docteur DIBOT

PARIS

CHEZ L'AUTEUR

CONSULTANT, 31, RUE SAINT-LAZARE

De 2 à 4 heures

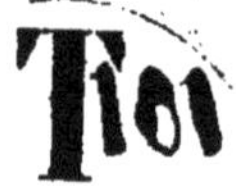

DES PERTES

OU

FLUEURS BLANCHES

INSUFFLATIONS VAGINALES ET INTRA-UTÉRINES

MÉTHODE NOUVELLE DE TRAITEMENT

PAR LE DOCTEUR DIBOT

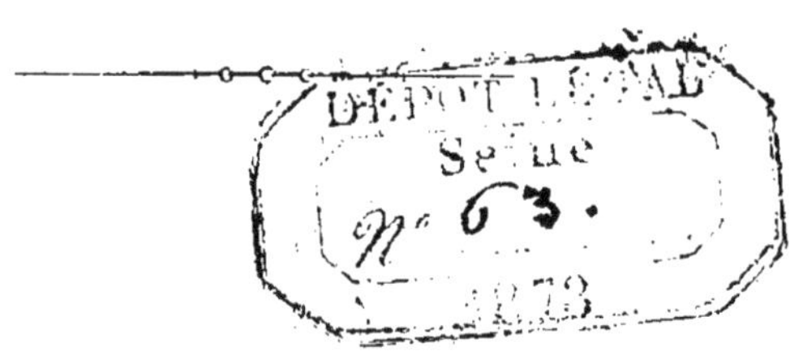

PARIS

CHEZ L'AUTEUR

CONSULTANT, 31, RUE SAINT-LAZARE

De 2 à 4 heures

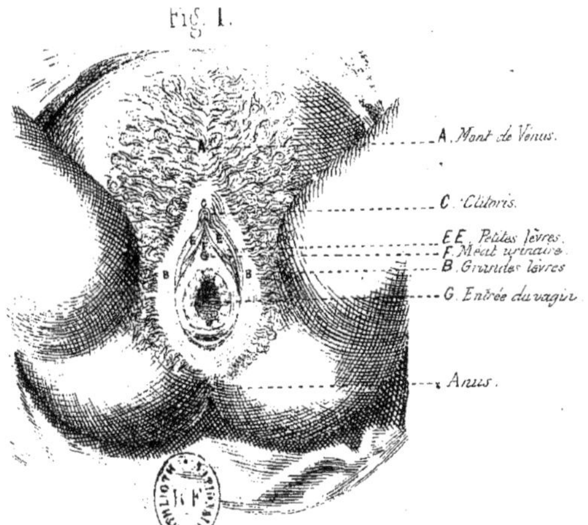

Parties extérieures de la génération
chez la femme.

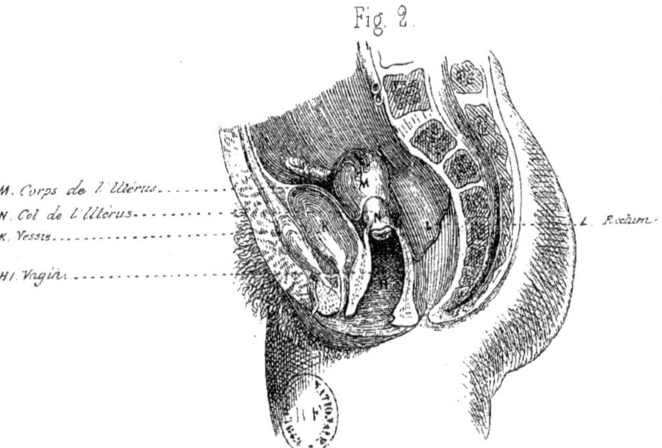

La Figure 2 représente une coupe d'avant en arrière.

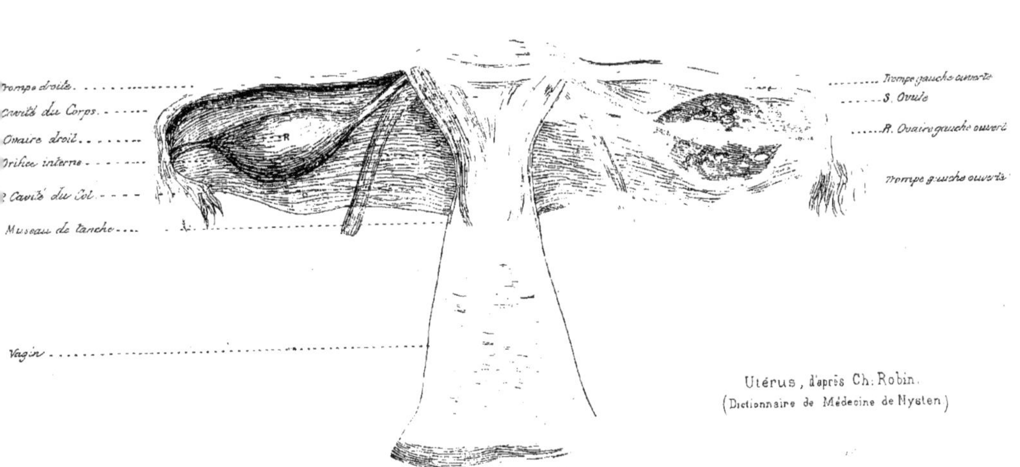

Utérus, d'après Ch. Robin.
(Dictionnaire de Médecine de Nysten)

Matrice ouverte en av... si que le Vagin.
La Trompe et l'ovaire gauc e sont ouverts aussi.

PRÉFACE

La médecine est un art difficile qui s'appuie sur l'étude des sciences. L'immense étendue des connaissances qu'elle exige, a depuis longtemps rendu nécessaire la division artificielle des médecins en spécialistes : accoucheurs, oculistes, herniaires, dentistes, auristes, des voies urinaires, etc. Chaque disciple d'Hippocrate, après avoir pratiqué toutes les branches de l'art de guérir, obéit à ses aptitudes particulières, et tend à devenir spécialiste. Il explore alors plus particulièrement le coin du domaine médical auquel il s'est voué, et s'efforce de découvrir ce qui a pu échapper à ses laborieux confrères.

Le titre de cet ouvrage n'est pas celui que nous aurions voulu lui donner ; mais nous nous adressons aux gens du monde en même temps qu'aux médecins, et nous nous sommes attaché à employer des termes qui puissent être compris facilement, sans *étude préalable*.

Avant de traiter notre sujet, nous croyons utile de décrire sommairement les organes génitaux de la femme, et de dire aussi un mot de leur usage physiologique.

Le lecteur voudra bien suivre sur les gravures le nom des différentes parties et leur situation, à mesure qu'elles seront indiquées par des lettres.

L'appareil génital de la femme se compose :

1° De la vulve et du vagin.

2° De l'utérus et des ovaires.

1° *Vulve et Vagin,*

La *vulve* est l'ensemble des parties génitales externes. Elle comprend, en devant,
une surface saillante couverte de poils,
appelée *Pénil* ou *Mont de Vénus* (A. fig. 1).
Elle est bornée de chaque côté par les grandes
lèvres (B. B. fig. 1), entre lesquelles se
trouvent, de haut en bas : le *clitoris*, (C.
fig. 1) ; le *méat urinaire* (F. fig. 1), ou orifice
externe du canal de l'urèthre qui commence
à la vessie ; l'entrée du *vagin* (G. fig. 1), fer-
mée en partie par la *membrane hymen* chez
la jeune fille.

Le *Vagin* est le canal (H I. fig. 2) de qua-
torze à seize centimètres de longueur, qui
conduit à *l'Utérus* ou *Matrice* ; situé entre la
vessie (K. fig. 2), en avant, et le rectum (L.
fig. 2) en arrière, il constitue le conduit de
receptivité du liquide fécondant.

2º *Utérus ou Matrice.*

Destiné à contenir le produit de la fécondation jusqu'à la naissance, l'*Utérus* (N M. fig. 2) est une cavité à parois très-épaisses, qui se développe à mesure que le fœtus grandit. Il est placé dans le *bassin*, entre la vessie (K. fig. 2), et le rectum (L. fig. 2), au-dessous des circonvolutions intestinales, de manière que son fond se trouve en haut, et son ouverture en bas, dans le vagin. Cet organe se compose essentiellement de deux parties, le *corps* (M. fig. 2), placé dans le bassin, et le *col* (N. fig. 2), placé dans le vagin. Ces deux portions sont creuses et séparées par l'*orifice interne* (O. fig. 3). L'ouverture du col dans le vagin s'appelle *museau de tanche* (P. fig. 3) et présente deux lèvres. La matrice est maintenue dans la place qu'elle occupe par les *ligaments larges*, replis membraneux qui enveloppent aussi les intestins sous le nom de péritoine.

Les *ovaires* sont placés de chaque côté de la matrice dans l'épaisseur des ligaments larges (R. fig. 3); ils secrètent les *Ovules* (S. fig. 3), véritables petits œufs amenés dans la cavité du corps de la matrice par des conduits qu'on appelle les *Trompes* (T. fig. 3). Un tissu particulier, une membrane muqueuse spéciale ou peau interne, des nerfs, des vaisseaux sanguins complètent l'appareil génital féminin.

On peut résumer ainsi la physiologie de la génération.

Le liquide fécondant de l'homme est déposé dans le vagin; les spermatozoïdes ou animalcules contenus dans ce liquide se rendent dans la cavité de la matrice où ils impressionnent et fécondent l'ovule arrivé à maturité. Cet ovule a été porté par la trompe dans la cavité (Z. fig. 3) du corps de la matrice. Ainsi fécondé, l'œuf grossit dans cette cavité utérine, et se développe jusqu'au moment de l'accouchement.

Le vagin (V. fig. 3), la cavité du col (O. P. fig. 3), la cavité du corps de la matrice (O. Z. fig. 3) et la surface du col, sont tapissés par une sorte de peau interne qu'on appelle membrane muqueuse. C'est l'inflammation aiguë, subaiguë, ou chronique de cette membrane muqueuse qui donne naissance à l'écoulement nommé pertes ou fleurs blanches, *leucorrhée*.

Description.

Les pertes blanches consistent en un écoulement muqueux, d'un blanc jaunâtre ou verdâtre, clair ou épais, acide ou âcre, d'une odeur caractéristique. Elles sont le symptôme le plus commun des maladies de matrice, elles en sont aussi le premier signe.

Les personnes atteintes de leucorrhée ne doivent jamais considérer ce flux comme une simple incommodité, mais comme l'indice, souvent, d'une maladie grave.

La quantité des pertes blanches est plus ou moins abondante, quelquefois le linge est à peine taché ; mais il arrive fréquemment que la femme est obligée de prendre les mêmes précautions que pour l'écoulement des règles.

La leucorrhée peut être passagère ; elle s'annonce alors par une sensation douloureuse de pesanteur ou de tiraillement dans les reins, dans les aines, dans le bas-ventre, dans les cuisses et jusque dans la vessie. Assez rarement il y a du prurit, de la chaleur et de la cuisson à la vulve. Les flueurs blanches accompagnent ces divers accidents douloureux et durent un temps plus ou moins long, puis elles cessent, mais pour reparaître bientôt et s'établir d'une façon permanente.

Cet état chronique, ces pertes qui ne cessent de couler, correspondent à un état inflammatoire subaigu ou chronique de la muqueuse du vagin et de la matrice ; la leucorrhée passagère correspond à l'inflammation aigüe.

Quand l'écoulement est abondant ou qu'il dure depuis longtemps, il survient des troubles fonctionnels : la constitution s'altère, le visage pâlit, les yeux sont abattus et présentent un cercle noir, l'amaigrissement survient, les tissus sont mous, les malades deviennent languissantes et le moindre exercice les fatigue. On observe des tiraillements d'estomac presque continuels, des douleurs névralgiques multiples de la tête, de la poitrine ou du ventre, qui est souvent ballonné. Il y a des insomnies, des palpitations, des inappétences. L'anémie et la chlorose ne tardent pas à se montrer avec tout le cortége des malaises qui les accompagnent.

1.

Les pertes blanches affectent souvent une marche périodique, c'est-à-dire qu'elles cessent ou diminuent pour revenir de nouveau. On les voit augmenter presque toujours à l'issue ou au début de l'époque menstruelle. Quelquefois elles deviennent très-abondantes au moment des règles et remplacent véritablement cet écoulement de chaque mois.

Causes.

Les pertes blanches sont si communes dans les grandes villes et dans les pays humides, qu'on peut dire, sans être taxé d'exagération, que neuf femmes sur dix en sont atteintes à un moment donné de leur existence.

L'âge adulte prédispose à cet écoulement, qui est bien plus rare chez les personnes non mariées et chez les dames âgées. On l'observe pourtant chez les jeunes filles impubères qui ont de la peine à se former. Fréquemment aussi, il est lié au dérangement de la menstruation, soit que le sang de chaque mois coule plus abondamment, soit qu'il vienne difficilement.

On peut distinguer les causes de la leucorrhée en générales et locales. Parmi les premières on doit ranger la délicatesse, la faiblesse de constitution ; le tempérament lymphatique, herpétique ; des dérangements dans la santé générale ; des causes morales, comme un vif chagrin, la misère ; la fatigue qui suit l'accouchement ou l'avortement ; l'abus du vin et des spiritueux, l'usage de certains aliments qui fatiguent l'estomac ; le froid, les alternatives de température humide ou sèche, une vie trop active ou trop sédentaire, la suppression de certaines éruptions de la peau. Les causes locales sont principalement des violences exercées sur les parties génitales, le coït incomplétement accompli, les rapports sexuels trop souvent répétés, la présence d'un corps étranger dans le vagin ou dans les organes voisins comme le rectum, les déplacements de la matrice, les injections trop stimulantes, etc.

Diagnostic.

Nous avons dit qu'un écoulement, même léger, par les parties génitales, pouvait être l'indice d'une maladie grave ; aussi est-il nécessaire, indispensable, d'avoir alors recours aux soins éclairés d'un médecin.

L'examen au speculum, seul, permet de bien reconnaître la nature et le siége de ces flueurs et d'éliminer celles qui sont dues à une affection spécifique ou organique de l'utérus ou du vagin.

Nous devons parler ici d'un caractère nouveau de distinction entre la leucorrhée vaginale et la leucorrhée utérine : M. Robin a découvert que, dans la vaginite, l'écoulement a une réaction acide, tandis que dans la leucorrhée utérine il est alcalin. L'éminent professeur de l'école de Paris a trouvé dans la vaginite des cryptogames nombreux, une grande quantité d'infusoires et des vibrions semblables au *leptothorix buccalis*.

Traitement.

De même que les causes, le traitement se divise en général et local : on s'efforcera de refaire la constitution affaiblie par les toniques, les ferrugineux, le séjour à la campagne, les eaux minérales. Le tempérament lymphatique réclamera l'huile de foie de morue, le vin d'aunée, de gentiane, de raifort, antiscorbutique, de quinquina ou les sirops de même nom, les eaux iodées, les iodures. Les tisanes seront celles de feuilles de noyer ou de houblon.

L'herpétisme sera traité par les préparations arsenicales, la saponaire, la pensée sauvage, le sirop de fumeterre, d'orme pyramidal.

La chloro-anémie exigera les amers toniques, les ferrugineux sous toutes les formes, un régime corroborant, les bains de mer, l'hydrothérapie.

A la syphilis on opposera les iodures de potassium et d'hydrargyre, les dépuratifs.

Il est quelques médicaments qui ont une action spéciale sur la diminution des pertes blanches. Ce sont le cubèbe, le copahu, l'opium, la décoction de bois de campèche, l'ergot de seigle et la térébenthine. On se trouvera souvent très-bien de leur usage.

Il ne faut jamais négliger de surveiller attentivement l'état de l'estomac et des intestins. On donnera des laxatifs et même des purgatifs s'il y a de la constipation. Des lavements émollients seront aussi très-utiles.

Nous insistons d'une manière toute spéciale sur le traitement par l'hydrothérapie générale et locale quand il existe de l'engorgement, des ulcérations du col, des déplacements de l'utérus.

Enfin, il est à peine besoin d'ajouter que l'on devra éviter toutes les causes générales ou locales qui peuvent produire ou entretenir la maladie.

Traitement local

DES PERTES BLANCHES DU VAGIN.

Quand les pertes blanches viennent du vagin et qu'elles sont dues à une inflammation aiguë de sa membrane muqueuse, les bains tièdes constituent un puissant moyen de traitement. — On fait faire aussi des injections froides ou tièdes avec l'eau ordinaire, avec une décoction de camomille ou de pavot. On cautérise deux ou trois fois par semaine avec une solution de nitrate d'argent au dixième ou même au cinquième.

Quand l'inflammation est subaiguë ou chronique, on conseille les injections astringentes, comme la décoction d'écorces de chêne avec ou sans alun, les solutions d'alun, de tannin, ou de sulfate de zinc, dix à vingt grammes par litre d'eau ; de sulfate de fer, dix à quinze grammes ; d'acétate de plomb, dix à cinquante grammes. On touche avec le crayon de nitrate d'argent ou avec le sulfate de cuivre.

L'eau de chaux, la décoction de noix de Galles, de feuilles de noyer, trouveront aussi leur application. On se sert encore de la pommade d'alun à la dose de cinquante grammes pour cent grammes d'axonge; du glycérclé de tannin, vingt-cinq grammes pour cent de glycérine, etc.

Traitement local

DES PERTES BLANCHES DE LA MATRICE.

Si les pertes blanches viennent de la cavité du col ou du corps de la matrice, les injections astringentes faites dans le vagin n'ont aucune action sur la muqueuse malade, et, par suite, l'écoulement persiste. C'est même là un moyen de diagnostic entre les flueurs qui viennent du vagin et celles qui se produisent à la surface de la muqueuse utérine.

Quand la leucorrhée de l'utérus est aiguë, on conseillera avec avantage une application de ventouses sur les reins, ou même des sangsues à la vulve. On aura recours ensuite aux bains généraux ou aux bains de siége, aux irrigations d'eau tiède ou froide. Un vésicatoire placé au sacrum et même un second appliqué juste au-dessus du mont de Vénus, amèneront une diminution immédiate de l'écoulement et surtout un adoucissement aux douleurs et aux malaises coexistants.

Traitement local

DE L'ÉTAT CHRONIQUE.

Lorque les pertes blanches venant de la matrice existent depuis longtemps, lorsqu'elles sont dues à une inflammation subaiguë on chronique de la muqueuse, il faut, comme pour l'état chronique du vagin, employer les cautérisations et les astringents.

C'est ici que commence la partie neuve et originale de ce travail; nous ne croyons pouvoir mieux faire que de reproduire la note que nous avons déposée à l'Académie de médecine, le 17 septembre 1872.

En 1842, le 15 mars, à l'Académie de médecine, Capuron faisant un rapport favorable sur un injecteur mobile qui devait « permettre d'injecter dans la cavité de l'u- « térus une quantité de liquide plus consi- « dérable qu'on ne le peut faire par les « moyens ordinaires. » Dans la discussion du rapport dont les conclusions furent reje- tées, Martin-Solon, Delens, Bégin et Velpeau firent observer « qu'en injectant un liquide « dans la cavité utérine, on peut donner lieu « à une péronite mortelle; que les injections

« utérines peuvent produire des accidents
« graves, même lorsque le col est largement
« dilaté. »

Mélier, Hourmann, Vidal, Danyau, Gibert,
Briquet, Robert, Leroy d'Étiolles, Breton-
neau, Tonnellé, Lisfranc, et M. Nélaton
avaient expérimenté ou assisté à des expé-
riences d'injections utérines malheureuses.
La méthode était condamnée.

Le docteur Avrard, en 1846, faisait fabri-
quer une sonde à double courant destinée
aux injections médicamenteuses intra-utérines. L'auteur affirme, dans une lettre im-
primée en 1867, qu'il a utilisé son instrument
plusieurs milliers de fois, et que jamais il
n'a déterminé un seul accident grave. Une
chose nous étonne, c'est le silence fait autour
de cette pratique nouvelle des injections
intra-utérines.

Il y a un peu plus d'un an, il nous est venu
à l'idée d'employer d'une autre façon la sonde
d'Avrard, et nous avons fait de nombreuses
insufflations intra-utérines.

Nous nous sommes contenté pour cela
d'adapter l'insufflateur chargé de poudre au
pavillon supérieur de la sonde diroïque.

Nos premières tentatives, accompagnées d'un sentiment bien naturel de crainte, ont été faites avec de la poudre de guimauve. Nous avons ensuite insufflé l'alun, le sulfate de zinc, le nitrate d'argent, et nous avons été assez heureux pour n'avoir à déplorer, jusqu'à ce jour, aucun accident. Nous prenons la précaution, après avoir appuyé sur la poire en caoutchouc, de retirer, chaque fois, l'insufflateur du pavillon de la sonde. Si nous ne faisions pas ainsi, si nous la laissions reprendre son volume, la poire aspirerait la poudre insufflée ou plutôt les liquides contenus dans la matrice. De plus, si on insufflait plusieurs fois de suite sans retirer l'appareil du pavillon, on introduirait une quantité d'air trop grande, et la femme se plaindrait de ressentir comme si on la *gonflait*.

Dans un cas, au commencement de cette pratique, il nous est arrivé d'appuyer huit ou dix fois de suite sur la poire, sans la retirer; en même temps que le sujet éprouva la sentation que nous venons de dire, l'air sortit entre les parois externes de la sonde et l'orifice de la matrice, il vint éclater comme

un gaz au museau de tanche, à chaque pres-
sion. La poudre insufflée était de l'alun.
Nous n'avons pas eu d'accidents dans ce cas,
bien que nous nous attendions presque à en
voir survenir. La personne opérée, guérie
après trois insufflations à deux jours d'inter-
valle, était atteinte d'une leucorrhée utérine
très-abondante, déterminée par un avortement à deux mois et demi. Il y avait trois
mois que cette femme avait avorté.

Quoi qu'il en soit, nous n'oserions pas
appuyer trop vite et trop fortement sur la
poire en caoutchouc. De légères secousses
sont d'ailleurs suffisantes pour déposer la
poudre médicamenteuse en quantité aussi
grande qu'on le désire.

Ainsi, nous avons trouvé un moyen nouveau de traiter la leucorrhée utérine.

Nous avons recueilli un certain nombre
d'observations, et nous espérons bien jeter
un jour nouveau sur la thérapeutique des
maladies de matrice.

Nous insuffluons également dans la cavité
du col et à sa surface. Dans un cas où la
leucorrhée était accompagnée de douleurs
utérines et ovariques, nous avons insufflé

avec succès le sulfate de morphine mélangé avec de la poudre de guimauve.

Nous allons ajouter quelques détails indispensables au praticien non initié à la pratique du cathétérisme de l'utérus : Nous faisons placer d'abord la femme sur le fauteuil, et nous procédons au toucher vaginal afin de nous assurer de l'état du col ou plutôt de sa position. Nous passons ensuite le spéculum en prenant les précautions d'usage. Tenant la sonde à double courant de la main droite, nous l'introduisons doucement, sans jamais chercher à entrer de force ; car on pourrait déchirer les tissus si on ne se trouve pas dans l'axe de l'organe. Il vaut mieux retirer la sonde et même renoncer au cathétérisme que de faire fausse route. Les déviations de la matrice sont communes, et il n'est pas toujours aussi facile qu'on le croit de pénétrer du premier coup dans la cavité du corps de cet organe.

La sensation d'un obstacle surmonté indique que l'on a franchi l'orifice interne. Nous pénétrons de quelques centimètres et nous adaptons l'insufflateur au pavillon supérieur de la sonde.

Toutes les fois que l'on aura pratiqué l'insufflation intra-utérine, il sera bon de prescrire aux malades un peu de repos.

Telle est, en résumé, la méthode nouvelle que nous préconisons et nous avons l'intime persuasion, qu'unie aux divers autres moyens de traitement exposés dans ce travail, judicieusement choisis, elle permet d'arriver toujours à guérir une maladie si commune et qui fait le désespoir de tant de malheureuses femmes.

Paris. — Typ., A. Parent, rue Monsieur-le-Prince, 31